AF297992

ÉTUDE CRITIQUE

SUR

L'OVARIOTOMIE NORMALE

OU

OPÉRATION DE BATTEY

PAR LE

Dʀ A. LUTAUD

Médecin adjoint de Saint-Lazare
Ex-médecin de l'hôpital français de Londres
Membre titulaire de la Société de médecine légale de France
De la Société de médecine de Paris, etc.

PARIS

LIBRAIRIE H. LAUWEREYNS

2, RUE CASIMIR-DELAVIGNE, 2

1879

PARIS. — IMPRIMERIE ÉMILE MARTINET, RUE MIGNON, 2

ÉTUDE CRITIQUE

SUR

L'OVARIOTOMIE NORMALE

On s'est beaucoup occupé pendant ces dernières années, surtout en Angleterre et en Allemagne, d'une nouvelle opération proposée en 1872 par Battey, sous le nom d'ovariotomie normale. Cette opération, qui consiste à pratiquer l'ablation des ovaires sains ou insuffisamment lésés pour compromettre la vie, dans le but de remédier à des états morbides graves engendrés ou entretenus par ces organes, a été, depuis cette époque, étudiée et pratiquée par Sims, Engelmann, Gaillard Thomas, Peaslee, Trenholme, Hégar et plusieurs autres chirurgiens.

Historique. — Avant d'être proposée dans un but thérapeutique, la castration avait déjà été pratiquée dans les temps anciens. L'histoire nous dit qu'un roi de Lydie, outré de la lubricité de sa fille, lui fit enlever les ovaires pour mettre un terme à ses excès. La castration des ovaires a été pratiquée dans l'Inde pour faire des eunuques féminins. Mais ce sont là des assertions qui non-seulement pèchent sous le rapport de l'authenticité, mais qui n'ont aucune importance au point de vue thérapeutique et chirurgical. Dans sa *Satyræ medicæ*, publiée à Frankenau en 1722, George Franck parle de la castration des ovaires qui aurait été pratiquée par quelques médecins de l'antiquité. Mais il faut arriver à une époque toute moderne pour trouver une indication scientifique sérieuse sur la castration chez la femme. En 1823, un médecin anglais, James Blundell, professeur de physiologie et d'obstétrique à *Guy's Hospital*, communiqua à la Société royale de médecine et de chirurgie de Londres un mémoire intitulé : *A contribution of experiments and observations on injuries of the belly considered in their relation to abdominal surgery*. Dans ce mémoire, lu dans la séance du 3 juin 1823, l'auteur exposait le résultat d'un certain nombre d'expériences, et concluait : « 1° que l'inflammation déterminée par le traumatisme sur un point du péritoine ne se propageait pas toujours, ainsi qu'on le croyait généralement ; 2° que les blessures du péritoine, même étendues, n'étaient pas nécessairement mortelles et qu'on pouvait, avec des chances sérieuses de succès, pratiquer l'ablation des ovaires ou de l'utérus. » L'auteur ajoutait plus loin : « L'extirpation des ovaires sains constituerait probablement un remède efficace dans les cas graves de dysménorrhée et pour les hémorrhagies observées dans les cas d'inversion, alors que l'amputation de l'utérus n'est pas indiquée. »

On le voit, Blundell avait exprimé clairement l'idée de l'ovariotomie, et il avait même proposé l'ablation des ovaires sains dans un but thérapeutique. Mais il est incontestable que Battey et Hégar sont les premiers chirurgiens qui ont pratiqué l'*ovariotomie normale*.

La première opération de Battey a été faite en 1872. Celles de Hégar ont suivi ; mais ce dernier chirurgien surtout a fait une étude complète et approfondie de la question dans un long mémoire publié en 1878 dans le *Sammlung Klinischer Vortrage*.

Pathologie. — Hégar a fait précéder son mémoire de considérations physiologiques sur la castration féminine, qui présentent un grand intérêt et dont nous devons dire quelques mots avant d'aborder la question pathologique et chirurgicale. Après avoir fait des expériences sur des animaux et recueilli un grand nombre de faits cliniques, cet auteur est arrivé aux conclusions suivantes :

1° Dans les cas d'absence congénitale des ovaires, le type féminin persiste dans la grande majorité des cas. Les instincts génitaux se manifestent, la structure du squelette et la conformation extérieure ne subissent pas d'altération considérable. En un mot, la *virago* est une véritable exception. Il y a cependant une réserve à faire en ce qui concerne les organes génitaux : il est rare, en effet, que l'utérus, les trompes et le vagin se présentent sous leur forme normale lorsqu'il y a absence congénitale des ovaires ; ces organes sont presque toujours absents, oblitérés ou atrophiés.

2° En ce qui concerne la castration, ou absence acquise des ovaires, il faut distinguer les cas où l'ablation des ovaires a été faite à un âge peu avancé de ceux où elle a été pratiquée chez une adulte. Il faut également remarquer que les effets de la castration se compliquent souvent d'états morbides qui ne permettent pas d'apprécier les faits. On peut considérer cependant comme certains les résultats suivants :

a. La castration pratiquée chez les jeunes animaux femelles a déterminé constamment un arrêt de développement de l'utérus. Cet organe reste dans l'état où il se trouvait au moment de l'opération, ou s'atrophie complétement ;

b. Les animaux chez lesquels la castration avait été pratiquée ne présentaient plus les phénomènes ordinaires du rut ;

c. Ils avaient une tendance marquée à l'obésité.

Chez les animaux adultes (vaches) les résultats sont moins constants. La tendance à l'obésité est problématique ; l'influence favorable de la castration sur la sécrétion lactée n'est pas constante. Le rut disparaît dans la plupart des cas, non-seulement chez les vaches, mais chez la plupart des animaux ; les exceptions à cette règle ont été attribuées à des castrations incomplètes.

On ne sait rien sur les effets physiologiques de la castration pratiquée chez la femme à un âge peu avancé.

Chez la femme adulte, l'extirpation bilatérale des ovaires est presque toujours accompagnée d'aménorrhée. Les rares exceptions qui ont été signalées ont trait sans doute aux cas où l'extirpation a été incomplète. Les causes d'erreur sont en effet assez nombreuses : dans certains cas on a pris pour les ovaires des tumeurs de diverse nature ; dans d'autres il existait des ovaires supplémentaires ; dans d'autres, enfin, l'hémorrhagie cataméniale a été confondue avec des hémorrhagies morbides indépendantes de la menstruation.

Dans un certain nombre de cas, assez rares du reste, on a remarqué un changement dans le timbre de la voix, une augmentation de la sécrétion pileuse du visage et particulièrement à la lèvre supérieure, une diminution de l'appétit vénérien.

La tendance à l'obésité a été observée plus fréquemment, mais on comprend combien il est difficile d'apprécier cette circonstance, l'opération étant presque toujours pratiquée à un âge où la femme est généralement prédisposée à l'embonpoint. On n'a jamais observé des modifications appréciables dans la configuration extérieure, dans le squelette et dans les organes génitaux. Chez quelques femmes les accidents hystériques qui existaient avant la castration ont disparu après l'opération : c'est là un point d'une importance capitale sur lequel nous reviendrons lorsque nous étudierons les indications thérapeutiques de l'ovariotomie normale.

De tout ce qui précède il résulte que l'adage, *propter solum ovarium mulier est, quod est,* n'est pas soutenable, et qu'il est impossible de considérer aujourd'hui les ovaires comme le point de départ du développement du type féminin.

Nous terminerons cet exposé physiologique en disant que la castration pratiquée chez la femme adulte ne modifie pas considérablement le type féminin, et que les seuls changements qui méritent d'être mentionnés sont l'aménorrhée, la diminution de l'appétit vénérien, l'altération de la voix et l'augmentation de la sécrétion pileuse : et ces modifications sont loin d'être constantes.

Nous allons maintenant examiner dans quelles circonstances les chirurgiens ont été amenés à pratiquer l'ablation des ovaires. Nous avons déjà dit que cette hardie innovation appartenait à un gynécologiste américain, Battey (de Géorgie). Voici quelques détails qui expliquent, s'ils ne justifient pas, cette opération désignée par quelques-uns sous le nom de *témérité opératoire.*

Une jeune fille de vingt et un ans, d'un développement physique ordinaire, éprouvait tous les mois, depuis cinq ans, les phénomènes du molimen menstruel sans avoir jamais perdu une goutte de sang. L'examen attentif des organes génitaux démontra l'absence de l'utérus ; le vagin se terminait en cul-de-sac, et il fut impossible de découvrir, par le palper abdominal et le toucher rectal, aucune tumeur dont la forme et le volume rappelassent l'utérus. Cette jeune fille était soumise chaque mois à des souffrances considérables ; la fluxion mensuelle des organes pelviens donnait lieu à des troubles nerveux d'une gravité extrême ; la malade devint œdématiée ; elle présenta des symptômes d'endocardite avec hypertrophie du cœur, et finalement elle mourut sans avoir pu être soulagée par aucun traitement. M. Battey fut très-impressionné par cette terminaison fatale, qu'il attribua aux désordres produits par le molimen menstruel, et qui aurait pu, selon lui, être évitée par l'ablation des ovaires. C'est alors qu'il conçut l'idée de l'opération, et il la pratiqua dans une autre circonstance que nous allons brièvement rapporter.

Une jeune fille de vingt-trois ans, faible, anémique, tout en éprouvant les phénomènes du molimen menstruel depuis l'âge de seize ans, n'avait eu que deux fois un véritable écoulement sanguin depuis sept ans, malgré l'emploi de emménagogues, des toniques et des ferrugineux. L'examen révéla l'existence d'une endométrite accompagnée d'un état congestif des ovaires. Sous l'influence d'un traitement topique appliqué sur l'utérus il y eut des hématémèses, puis des hémorrhagies du rectum, et enfin on constata l'existence d'une hématocèle rétro-utérine. L'état s'aggrava ; la malade, quoique atteinte d'aménorrhée, éprouvait à chaque époque menstruelle des accidents nerveux et congestifs, et finalement elle eut plusieurs phlegmons pelviens qui mirent sa vie en danger. C'est alors que Battey, attribuant tous ces désordres à l'action des ovaires, résolut d'exciser ces organes après avoir obtenu le consentement de la malade et l'avis de plusieurs chirurgiens.

L'opération fut pratiquée le 17 août 1872, par une seule incision de 8 centimètres d'étendue, faite sur la ligne blanche au-dessus du pubis. A part un léger état congestif, l'utérus et les ovaires étaient sains, et l'on ne trouva que les traces de deux abcès qui s'étaient frayé une issue par le vagin et le rectum.

Le chirurgien essaya de séparer, par énucléation, les ovaires de leur enveloppe, mais il ne put y parvenir, et il dut exciser ces organes après l'application d'une ligature en masse. On trouva, sur chaque ovaire, les traces d'une rupture toute récente des vésicules de de Graaf. La plaie fut ensuite fermée par des sutures, et la malade, portée dans son lit, sortit aussitôt et sans accident du sommeil anesthésique. Sauf la douleur locale qui fut combattue par des onctions à l'essence de térébenthine et des doses répétées de morphine et d'opium, l'opération ne fut accompagnée et suivie d'aucun accident sérieux. La plaie était cicatrisée le trente et unième jour.

Dans son mémoire publié quatre ans après cette opération, dans l'*American Practitioner* (octobre 1876), M. Battey nous dit que les troubles menstruels graves qui avaient motivé l'intervention chirurgicale ont disparu et que la santé de la malade est tout à fait satisfaisante. La tentative de Battey a trouvé des imitateurs non-seulement en Amérique, pays des hardiesses chirurgicales, mais en Allemagne et en Angleterre. Nous avons déjà dit que Hégar avait, dans un long mémoire, tenté de justifier l'opération et de la rendre pour ainsi dire classique. Trenholme, Gaillard Thomas, Peaslee, Marion Sims, ont pratiqué l'ovariotomie normale et ont publié des observations très-complètes et très-intéressantes. Si nous sommes bien informé, le nombre total des ovariotomies ainsi pratiquées s'élève à 35. Ce chiffre, quoique relativement restreint, permettrait cependant à un chirurgien autorisé de formuler son opinion sur cette opération.

Le tableau suivant donne un aperçu d'ensemble sur les opérations d'ovariotomie normale et sur les résultats qu'elles ont donnés; nous prévenons le lecteur que le mot *guérison* qui figure dans la cinquième colonne veut simplement dire que la malade a survécu aux suites de l'opération. Les résultats définitifs, de même que la cause de la mort, sont expliqués dans la dernière colonne.

N° D'ORDRE.	NOM de L'OPÉRATEUR	NATURE DE L'AFFECTION.	NOMBRE des ovaires ENLEVÉS.	RÉSULTAT.	OBSERVATIONS.
1	Trenholme.	Dysménorrhée ovarienne, fibromes utérins, hémorrhagies profuses.	2	Guérison	Pas de complications.
2	Hégar.	Fibromes, hémorrhagies.	2	—	Cessation des hémorrh., diminution de volume des fibr.
3	Freund.	—	2	—	Cessation des hémorrhagies.
4	—	—	2	Mort.	Péritonite généralisée.
5	Hégar.	—	2	Guérison	»
6	—	—	2	—	Ménopause.
7	—	—	2	Mort.	Péritonite septique.
8	Peaslee.	Aménorrhée, névralgie ovarienne, hystéro-épilepsie.	1	—	»
9	Battey.	Dysménorrhée, accès d'hystérie correspondant à chaque époque menstruelle.	1	Guérison	Amélioration.
10	Hégar.	Névralgie ovarienne intense.	2	Mort.	Péritonite granuleuse.
11	Battey.	Aménorrhée, convulsions épileptiformes.	2	Guérison	Pas d'amélioration.
12	—	Névralgie ovarienne.	1	—	Cessation des symptômes.
13	—	—	2	—	—
14	—	Dysménorrhée, névralgie ovarienne.	1	—	Amélioration.
15	—	—	1	—	Cessation des symptômes.
16	—	Hystéro-épilepsie.	2	Mort.	Péritonite généralisée.
17	—	Dysménorrhée, troubles nerv.	2	Guérison	Résultat nul.
18	—	Dysménorrhée ovarienne intense.	2	—	Cessation des symptômes.
19	G. Thomas.	Hypertrophie de l'ovaire gauche, troubles nerveux.	1	—	Pas de complications.
20	—	Névralgie ovarienne, épilepsie.	2	—	Longue convalescence.
21	—	Hypertrophie et déplacement de l'ovaire droit; troubles nerveux.	1	Mort.	Péritonite.
22	Trenholme.	Névralgie ovarienne, déplacement des ovaires.	2	Guérison	»
23	Battey.	Dysménorrhée, névralgie ovarienne.	2	Mort.	Péritonite généralisée.
24	Hégar.	Dysménorrhée intense, péri-oophorite.	2	Guérison	Disparition des symptômes.
25	Battey.	Hystéro-épilepsie, dysménorrhée.	2	—	Résultat nul.
26	Sims.	Dysménorrhée, ménorrhagie profuse.	1	—	Cessation des symptômes.
27	—	Dysménorrhée.	1	—	Amélioration.
28	—	Dysménorrhée, sténose du col.	1	—	Résultat nul.
29	—	Dysménorrhée intense, hypertrophie de l'ovaire gauche.	1	—	—
30	—	Dysménorrhée intense.	1	Mort.	Péritonite.
31	—	Névralgie ovarienne, troubles nerveux.	2	Guérison	Les ovaires, adhérents, n'ont pu être enlevés et l'opération a été abandonnée.
32	—	Désordres nerveux graves.	1	Mort.	Péritonite septique, abcès pelviens.
33	Hégar.	Dysménorrhée, névralgie ovarienne.	1	Guérison	Amélioration.
34	—	Douleurs intermenstruelles violentes.	2	—	Cessation des symptômes.

En somme, l'opération de Battey a été pratiquée trente-quatre fois. Dans neuf cas seulement les femmes ont succombé. On est étonné, à première vue, d'une mortalité aussi minime lorsqu'il s'agit d'une opération aussi grave que l'ovariotomie, pratiquée dans des circonstances nouvelles et qui semblaient devoir en augmenter le danger. Mais nous ferons remarquer que Sims, Gaillard Thomas, Peaslee, Hégar, et la plupart des opérateurs dont les noms figurent dans ce tableau, ont acquis dans la pratique de l'ovariotomie une grande habileté et nous ont depuis longtemps déjà habitués à cette basse mortalité.

Avant de porter aucun jugement sur cette innovation chirurgicale, qu'on a pu qualifier de téméraire, il convient de passer en revue les circonstances au milieu desquelles elle s'est accomplie, d'examiner si les opérateurs se sont toujours appuyés sur des indications précises et indiscutables. C'est ce que nous allons faire brièvement. Nous grouperons les faits dans un ordre pathologique, sans tenir compte de l'ordre suivi dans le tableau précédent.

En premier lieu nous trouvons un certain nombre de cas dans lesquels Hégar a enlevé des ovaires parfaitement sains dans le but de provoquer une sorte de ménopause artificielle, et de faire cesser les hémorrhagies mensuelles qui accompagnaient des fibromes, et dont l'abondance menaçait l'existence. Toutes les autres méthodes de traitement avaient échoué et l'ablation de la tumeur fibreuse avait paru offrir plus de dangers que l'ovariotomie. Les résultats obtenus furent en général excellents, et dans la plupart des cas il n'y eut ni métrorrhagie, ni aucun autre symptôme alarmant. Hégar affirme même que les corps fibreux ont souvent diminué de volume à la suite de l'opération, ce qui, du reste, est parfaitement compatible avec ce que nous savons sur la pathologie de ces tumeurs. Trenholme (de Montréal) a également pratiqué l'ovariotomie pour remédier à des métrorrhagies entretenues par un corps fibreux dont l'ablation avait été jugée impossible ; quatre mois après l'opération (époque à laquelle l'observation fut publiée), la malade allait bien et les métrorrhagies avaient cessé.

Ces observations forment une catégorie bien distincte. Dans tous ces cas, des hémorrhagies occasionnées par des corps fibreux et entretenues par le molimen menstruel menaçaient l'existence ; le chirurgien a provoqué la cessation du flux menstruel et a voulu, pour ainsi dire, tarir la source du sang. Il s'appuyait sur une indication positive et vraiment scientifique. Mais au point de vue pratique, son raisonnement était peut-être fondé.

Nous trouvons maintenant quelques cas dans lesquels les ovaires ont été enlevés pour remédier à des symptômes éloignés ou généraux dont ces organes semblaient être la cause. C'est ainsi que Hégar a pratiqué l'ablation de l'utérus et des deux ovaires pour délivrer une femme d'une toux extrêmement violente qu'on attribuait à une antéflexion utérine. Ce chirurgien avait remarqué que ce symptôme disparaissait aussitôt que l'utérus était replacé dans sa position normale et qu'il revenait lorsque l'organe était abandonné à lui-même. La malade ne pouvant supporter aucun pessaire intra ou extra-utérin, et ayant sollicité l'intervention chirurgicale, l'opération heureusement pratiquée fit cesser le symptôme alarmant. Peaslee (de New-York) pratiqua l'ovariotomie normale pour remédier à des accidents hystériques et épileptiformes dont les ovaires étaient le point de départ ; la malade mourut de péritonite. Outre l'observation que nous avons rapportée plus haut, Battey enleva les ovaires d'une jeune fille dont la vie paraissait menacée par une aménorrhée rebelle et des convulsions épileptiformes. La malade supporta bien l'opération, et, chose digne de remarque, la menstruation se rétablit régulièrement.

Nous arrivons ensuite à une série de cas se rattachant à une lésion des ovaires, lésion insuffisante pour menacer l'existence, mais donnant lieu aux désordres plus ou moins graves que les auteurs anglais désignent sous le nom de *dysménorrhée ovarienne*. Quatre opérations ont été ainsi pratiquées, trois par Battey et une par Trenholme. Un ovaire seulement fut enlevé dans chaque cas, non par le procédé opératoire ordinaire de l'ovariotomie, mais par une incision abdominale pratiquée dans le culde-sac postérieur du vagin. Toutes les malades guérirent des suites de l'opération, mais chez une d'entre elles il n'y eut aucun soulagement et la dysménorrhée persista avec la même intensité. Il est bon de dire que, dans ces cas, l'ovaire était ou hypertrophié ou adhérent.

Enfin nous signalerons les cinq dernières observations de Battey, dans lesquelles l'ovariotomie double fut pratiquée dans le but de remédier à cet état général et local désigné par l'auteur sous le nom de *névralgie ovarienne*. Indépendamment des symptômes locaux : métrorrhagie, aménorrhée, dysménorrhée, les malades étaient en proie à des accidents hystériformes de la plus haute gravité, qui faisaient craindre pour leur raison et pour leur vie. L'ablation fut pratiquée une fois par l'incision abdominale et quatre fois par le vagin. Voici les résultats obtenus : deux malades sont mortes de péritonite à la suite de l'opération ; les trois autres ont bien supporté le traumatisme, mais une seule en a retiré des avantages appréciables.

En résumé, sur 34 opérations il y a eu : 9 cas de mort et 15 guérisons complètes.

Sur les 15 cas considérés comme guéris : dans 10 la guérison a été complète ; dans 5 le temps écoulé ne permet pas encore d'apprécier le résultat définitif de l'opération ; sur les 9 cas qui ont eu une terminaison fatale, dans 7 la mort est survenue par péritonite septicémique peu de temps après l'opération ; dans 1 la cause de la mort était non-seulement la péritonite, mais un abcès des trompes (*pyo-salpinx*).

Manuel opératoire. — Disons maintenant quelques mots du manuel opératoire employé. Dans les 34 observations que nous avons fait figurer dans le tableau précédent, l'opération a été pratiquée 12 fois par la section abdominale et 19 fois par l'incision vaginale. Dans son mémoire récemment publié, Sims conseille, d'après son observation personnelle, d'avoir recours de préférence à la section abdominale. Ce chirurgien propose le manuel opératoire suivant (1) :

1° Pratiquer dans tous les cas l'ablation des deux ovaires.

2° Employer de préférence la section abdominale si les ovaires sont retenus par les adhérences : ce procédé permet de les détacher facilement, ce qui serait impossible ou tout au moins très-difficile par le vagin.

3° On ne doit avoir recours à l'incision vaginale que lorsqu'il n'existe ni inflammation pelvienne, ni cellulite, ni adhérences.

Battey lui-même, qui avait d'abord opéré par le vagin, reconnaît aujourd'hui les avantages de la section abdominale dans une lettre récemment adressée au docteur Sims (octobre 1877); ce chirurgien s'exprime ainsi : « Trois de mes cas, pratiqués par l'incision vaginale, n'ont pas été suivis de succès parce que les ovaires n'ont pu être enlevés complétement. En somme, il est plus facile d'enlever les ovaires par la section

____

(1) *British med. journ.*, 1877.

abdominale, qu'on doit généralement préférer, surtout lorsqu'on soupçonne l'existence d'adhérences. »

Le nombre des états morbides auxquels l'ovariotomie normale est applicable a été récemment élargi par Sims. Ce chirurgien pose dans son mémoire les indications suivantes :

1° Lorsqu'il existe une aménorrhée causée par une absence de l'utérus ou avec un utérus rudimentaire, et lorsqu'il y a une atrésie incurable de l'utérus et que le molimen menstruel occasionne des désordres assez graves pour compromettre la vie ;

2° Lorsque la menstruation est absente, irrégulière ou insuffisante et qu'elle s'accompagne de souffrances physiques et de troubles de l'intelligence, on peut avoir recours à l'opération après que tous les autres traitements ont échoué ;

3° Lorsque les malades sont menacées de folie et d'épilepsie, et que les désordres sont placés sous la dépendance d'une altération de l'ovaire et ont résisté aux ressources ordinaires de la thérapeutique ;

4° Dans les cas de tumeurs fibreuses accompagnées d'hémorrhagies qui menacent de devenir mortelles ;

5° Dans les cas de pelvi-cellulite chronique et d'hématocèle à récidive lorsque l'ovaire est la source de l'épanchement.

Dans le mémoire auquel nous avons déjà fait allusion, Hégar a également examiné avec le plus grand soin la question si importante des indications. Ce chirurgien pose d'abord des indications générales qui sont les suivantes : anomalies ; altérations de l'organe mettant la vie en danger immédiat ou pouvant amener la mort au bout d'un délai rapide ; affections ovariennes de nature à engendrer un état général plus ou moins grave, mais suffisant pour donner aux malades le dégoût de la vie ou les empêcher de prendre part aux occupations ordinaires de la vie. Lorsque cet état général a résisté à toutes les autres méthodes de traitement, la castration peut être proposée.

Les indications spéciales proposées par Hégar sont plus précises et méritent d'être prises en considération. Voici les plus importantes :

1° Hernie des ovaires avec phénomènes d'étranglement et d'inflammation résistant aux moyens antiphlogistiques habituels ; commencement d'une dégénérescence kystique ;

2° Intumescence des ovaires avec phénomènes d'irritation ; sensibilité à la pression avec situation normale des ovaires ou déplacement dans le cul-de-sac de Douglas ; oophorite ou péri-oophorite chronique et dégénérescence kystique commençante ;

3° États morbides de l'utérus qui s'opposent à l'écoulement menstruel ou le rendent très-difficile, alors que les ovaires existent ou fonctionnent normalement ;

4° Atrésie de l'utérus ou du vagin avec rétention du sang menstruel et impossibilité de lui frayer la voie normale ou une autre issue ;

5° Inflammation chronique des trompes et du revêtement péritonéal du bassin (pelvi-péritonite ou paramétrite), qui, sans avoir eu leur point de départ dans un processus de l'ovaire sont néanmoins exaspérés à chaque ovulation ;

6° Affections de l'utérus (fibro-myomes, infarctus chronique, rétroflexion et antéflexion) amenant des conséquences qui rentrent dans l'indication générale formulée plus haut et n'ayant pas cédé aux autres traitements ;

Il n'est pas nécessaire d'ajouter que Battey, Sims, Hégar, et tous les autres chirurgiens qui ont pratiqué l'ovariotomie normale, considèrent cette opération comme une ressource suprême à laquelle il ne faut avoir recours que dans les cas désespérés, et alors que toutes les autres méthodes thérapeutiques ont échoué.

FIN

PARIS — IMPRIMERIE ÉMILE MARTINET, RUE MIGNON, 2

9 782019 290115